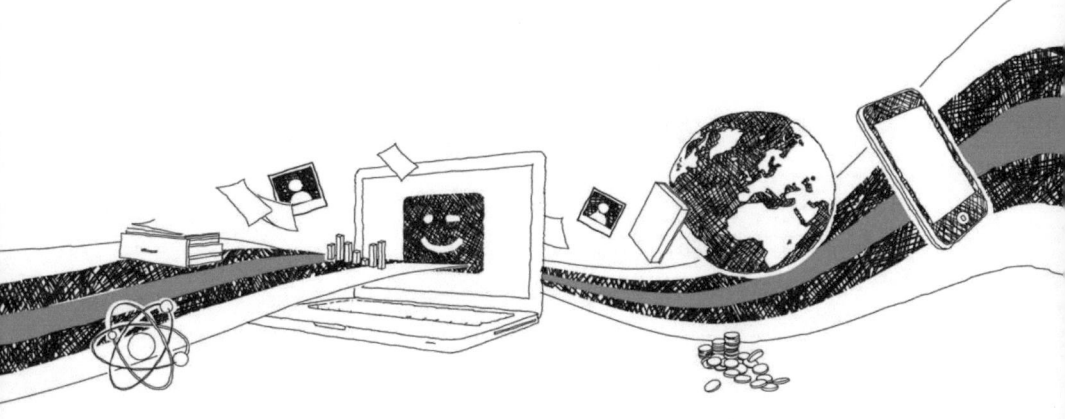
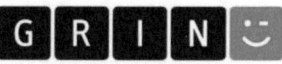

Kritische Situationen auf der Intensivstation. Ursachen, Verlauf und Prävention

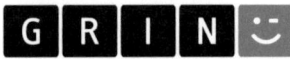

Bibliografische Information der Deutschen Nationalbibliothek:

Die Deutsche Nationalbibliothek verzeichnet diese Publikation in der Deutschen Nationalbibliografie; detaillierte bibliografische Daten sind im Internet über http://dnb.d-nb.de abrufbar.

ISBN: 9783346967725
Dieses Buch ist auch als E-Book erhältlich.

© GRIN Publishing GmbH
Trappentreustraße 1
80339 München

Druck und Bindung: Books on Demand GmbH, Norderstedt Germany
Gedruckt auf säurefreiem Papier aus verantwortungsvollen Quellen

Das Buch bei GRIN: https://www.grin.com/document/1415940

KRITISCHE SITUATIONEN DER VERSORGUNG VON PATIENTEN AUF DER INTENSIVSTATION

Gesundheits- und Krankenpfleger in Weiterbildung

Wolfach, 30.04.2021
Facharbeit im Rahmen der Fachweiterbildung Anästhesie und Intensivpflege

Inhaltsverzeichnis

1. Einleitung

1. Einleitung

1.1 Begründung der Themenwahl

Das Arbeitsfeld, insbesondere die komplexe und zeitaufwendige Versorgung von Patienten auf einer Intensivstation, sowie die dazu hohen personellen und materiell benötigten Ressourcen, haben in den vergangenen Wochen und Monaten vermehrt für Schlagzeilen gesorgt, Als funktioneller Teil des täglichen Ablaufes einer Intensivstation möchte Ich in meiner Facharbeit einige grundlegende Strukturen auf dieser erläutern und auf verschiedene kritische Themen und Situationen aus medizinischer und pflegerischer Sicht eingehen, die bei der Versorgung von intensivpflichtigen Patienten an der Tagesordnung sind,

Der reibungslose Ablauf bei der Versorgung von kritisch kranken Menschen auf der Intensivstation ist essentiell. Gerade in den letzten Monaten wurde das Thema Intensivstation vermehrt zur gesellschaftlichen Debatte. Deshalb möchte ich mein vorhandenes Fachwissen mit dieser Thematik vertiefen und kritische Situationen von Krankheitsbildern aufzeigen und durch welche Maßnahmen und Methoden sie frühzeitig erkannt, eingeschätzt und auch vermieden werden können.

1.2 Persönlicher Bezug zur Thematik

Im Rahmen meiner zweijährigen Fachweiterbildung zum Fachpfleger für Anästhesie und Intensivmedizin durchlaufe ich verschiedene Intensivstationen, sowie das Tätigkeitsfeld der Anästhesiepflege. Gerade auf den Intensivstationen befinden sich kritisch kranke Patienten mit teilweißen hochkomplexen Krankheitsbildern.

Die optimale Patientenversorgung und die Gewährleistung, die Gesundheit dieser Menschen zu erhalten, hat oberste Priorität und ist an · viele verschiedene Faktoren und Voraussetzungen geknüpft.

Im Verlauf meiner Weiterbildung wurde mir immer bewusster, dass viele Zahnräder reibungslos ineinander verlaufen müssen, um kritische und lebensbedrohliche Situationen erkennen und beheben zu können. Zum einen ist ein ausgeprägtes Hintergrundwissen essentiell, zum anderen bestimmen viele Kleinigkeiten, in ihrer Häufigkeit vorkommend, den Verlauf eines Krankheitsbildes und somit die Genesung eines Patienten.

Ausschlaggebend für meine Entscheidung zur Wahl dieser Thematik waren die Nähe zur Praxis und die tagtäglichen Eindrücke bei der Versorgung von Intensivpatient*innen. Diverse Beispiele von Patient*innen die in meiner Erinnerung geblieben sind, bestätigen mich in meiner Auswahl des Themas.

1.3 Eingrenzung des Themas

Mit dieser Arbeit möchte ich einen kurzen Eindruck von kritischen Situationen in der Patientenversorgung auf der Intensivstation ermöglichen. Die folgende Thematik, sowie die dazugehörigen medizinischen Beispiele, hab ich gewählt, da diese mir persönlich für wichtig und erwähnenswert erscheinen. Außerdem habe ich mich bewusst entschieden sozial und gesundheitspolitische Themen, politische Rahmenbedingungen und die unter anderem damit verbundene Personalsituation außen vor zulassen und mich auf die medizinische und pflegerische Thematik zu fokussieren, Auch das ärztliche Aufgabengebiet soll hur am Rande erwähnt werden.

1.4 Zielsetzung

Da kritische Situationen ein breit gefächertes Thema auf der Intensivstation sind und sich teilweiße nicht verhindern lassen, da sie oft unerwartet und ohne Ankündigung entstehen, möchte ich mich mit besagter Entstehung sowie Verlauf und Vermeidung beschäftigen und somit. mehr Routine in heiklen Situationen erlangen.

Ich möchte aufzeigen, welche Methoden und Abläufe es gibt, die zur Risikoeinschätzung und zur Prävention von kritischen Situationen dienen. Grundlegend möchte ich Krankheitsbilder, die in Ihrer Häufigkeit und Schwere keine Seltenheit auf einer Intensivstation sind, erläutern, deren Anzeichen zur Erkennung beschreiben, sowie die Maßnahmen und den kritischen Verlauf schildern.

Diese Arbeit soll sich in erster Linie an medizinisches Fachpersonal richten und aufzeigen, wo sich potentielle Fehlerquellen verstecken und welche harmlos erscheinenden Situationen sich schnell zu einer kritischen Situation mit vitaler Bedrohung für die Patient*innen entwickeln können.

1.5 Vorgehensweiße

Die Kernaussagen dieser Arbeit sollen vorwiegend mit Hilfe von Fachliteraturen bearbeitet werden. Meine im Rahmen der Fachweiterbildung genutzten Lektüren von Larsen bieten für die Recherche der intensivmedizinischen Krankheitsbilder eine solide Grundlage. Desweitern soll aus den fachärztlichen und pflegerischen Skripten der Weiterbildung Informationen gewonnen werden, die mit Hilfe von Online-Tools wie DocCheck verglichen und aufgeführt werden. Auch fachspezifische Quellen des World Wide Web werde ich zur Informationsgewinnung und Selektion besuchen.

Da meine Thematik überwiegend die Praxis der Intensivpflege betrifft, orientiere ich mich ebenfalls an täglichen Routinen und Erfahrungen und werde diese in meinem Aufschrieb mit einbeziehen.

1.6 Aufbau der Arbeit

Da ein strukturierter Aufbau das Lesen und das damit verbundene Verstehen der Thematik vereinfacht, möchte ich zunächst die groben strukturellen und personellen Gegebenheiten auf einer Intensivstation näherbringen, damit auch fachfremde Personen sich einen kurzen Überblick verschaffen können.

Im zweiten Teil meiner Arbeit, soll die Thematik Krankenbeobachtung im Vordergrund stehen, da sie zur Erkennung und zur Prävention von risikoreichen und kritischen Situationen enorm hilfreich ist.

Nach näherer Erläuterung des Antrittschecks, sollen wichtige intensivmedizinische Krankheitsbilder aufgeführt, beschrieben und analysiert werden.

Im letzten Teil möchte ich die Funktion des Critical Incident Reporting Systems darlegen.

2. Hauptteil

2.1 Strukturen einer Intensivstation

Intensivstationen sind in Deutschland meistens nach ihrer Fachspezifität ausgerichtet. Im Grunde heißt dies, der Patient, der seine Gallenblase entfernt bekommen hat, liegt nicht auf der Station, auf der Herzpatienten behandelt werden. Durch die Spezialisierung der einzelnen Fachabteilungen entsteht somit ein hohes Maß an Qualität in der medizinischen sowie pflegerischen Versorgung der Patient*Innen.

Neben fachspezifischen Intensivstationen sollte noch erwähnt werden, dass sich ein Trend hin zu interdisziplinären Intensivstationen entwickelt.

Durch eine Vernetzung der einzelnen Intensivstationen an einem Klinikum kann es hinsichtlich der Behandlungsqualität bei gleichzeitig optimierter ökonomischer Nutzung der personellen und logistischen Ressourcen zu einem Synergieeffekt kommen. Bei allen Fragen zur strategischen Vernetzung von Intensivstationen muss das Primat der höchstmöglichen Behandlungsqualität im Vordergrund stehen (A. Nierhaus u.a. 2014).

2.1.1 Bauliche Strukturen

Um zeitaufwendige innerkllnische Transporte, die mit einem erhöhten Risiko der vitalen Gefährdung und möglichen kritischen Situationen sowie daraus resultierenden Komplikationen einhergehen zu verhindern, ist es von Vorteil, wenn die Notaufnahme mit Schockraum, die Diagnostikabteilung mit bildgebenden Verfahren, sowie der Operationsbereich sich in unmittelbarer Nähe befinden (vgl. Jorch 2010).

Offene Form

Die heute als „uneingeschränkt ungeeignet" (Ullrich u.a. 2005, S. 13) bezeichnete offene Form der Intensivstation überwiegt mit Nachteilen und ist bei Patient*innen und Personal wenig beliebt.

Da in einem großen Raum mehrere Patientenbetten direkt nebeneinander stehen und nur mit Sichtschutzvorkehrungen voneinander getrennt sind, ist das Lärmaufkommen enorm und geht mit einer großen Belastung der Psyche der Patient*innen einher. Dazu kommen die fehlende Rückzugsmöglichkeit und die nicht gegebene Privatsphäre. Das erhöhte Risiko von Kreuzinfektionen und die damit mögliche Verschlechterung des Gesundheitszustandes, macht die offene Bauform der Intensivstation in der heutigen Zeit unattraktiv (vgl. Jorch 2010).

Geschlossene Form

Die weitaus beliebtere und von strukturellen und medizinischen Sichtweißen sinnvollere Form der Intensivstation ist die geschlossene Form.

Die Patient*innen sind in Ein- oder Zweibettzimmern untergebracht und haben somit einen individuellen Bereich, in dem sie vor Lärm und anderen Stressfaktoren geschützt sind. Die Sicherung der Privatsphäre kann somit im Rahmen eines Intensivaufenthaltes gewährleistet werden. Ein weiterer Vorteil besteht aus den Vorschleusen, die idealerweise vor einem Patientenzimmer angebracht sind.

Dadurch ist eine Isolierung möglich und eine Verringerung der Kreuzinfektionen gewährleistet (vgl. Jorch 2010).

Kreuzinfektionen durch Keimverschleppung können zu einer Infektion mit schwerwiegendem Verlauf, bis hin zur kritischen Bedrohung der Vitalwerte führen, die den Intensivaufenthalt der Patient*innen verlängern und im schlimmsten Fall zu einem erliegen ihrer Erkrankung führen können (vgl. Larsen, 1987 S. 403).

In Hinsicht auf meine Thematik, ist die baulich geschlossene Form der Intensivsta ion im Vergleich zu der offenen Form zu bevorzugen, da so kritische Situationen in der Versorgung von Patient*innen vorgebeugt und umgangen werden können.

2.1.2 Personelle Strukturen

Im Alltag auf der Intensivstation sind kritische Situationen nicht immer zu verhindern, da viele verschiedene Arbeitsfelder miteinander kooperieren. Vom Chefarzt über die Physiotherapie bis hin zum Reinigungspersonal können sich Fehlerquellen z. B in der Kommunikation finden.

Ebenso essentiell wie die ärztliche Besetzung einer Intensivstation ist die quantitative und qualitative Personalbesetzung des Pflegepersonals. Seit Februar dieses Jahres gilt eine gesetzliche Pflegepersonaluntergrenze, welche die Betreuung von Pflegekraft zu Patient*innen im Verhältnis 1:2 im Tagdienst und von maximal 1:3 im Nachtdienst vorschreibt

(o.A www.bundesgesundheitsmlnisterium.de).

Bei Minderbesetzung entsteht Gefährdungspotential In Form von Mehrarbeit, welche in der Patientenversorgung Spielraum für kritische Situationen gibt und ernsthafte Konsequenzen für das Leben der Patient*innen nach sich ziehen kann.

„Neben **quantitativer** Besetzung der Planstellen ist ebenso die **qualitative** Besetzung bedeutsam. zahlreiche Studien belegen, dass auf Intensivstationen mit besserer **Personalausstattung Infektions-, Mortalitäts- und Letalltätsraten** gesenkt wurden (van Aiken), parallel ist die **Arbeitszufriedenheit des Personals** höher" (Isfort 2012).

2.2 Fachpersonal

Aufgrund von komplexen Krankheitsbildern und deren teils schweren Verläufen sind auf den Intensivstationen mehr Fachkräfte beschäftigt als in anderen Abteilungen eines Krankenhauses. Auf einer Intensivstation sind Anästhesisten sowie Fachärzte mit der Zusatzbezeichnung Notfallmedizin, Palliativmedizin und Schmerztherapie beschäftigt. Desweiteren auch Chirurgen, Internisten, Psychologen und aus anderen Fachabteilungen wie z.B. der Neurologie (vgl. Haut 2019).

Die Behandlung erfordert von allen Fachbereichen ein hohes Maß an Fachwissen und Kompetenz, deshalb sind Fachpflegekräfte für Anästhesie und Intensivpflege, Gesundheits- und Krankenpfleger*innen, Pflegeassistenten und Reinigungspersonal besonders gut geschult (vgl. Haut 2019).

2.3 SOP's

Um im anspruchsvollen, flexiblen und teilweiße unübersichtlichen Stationsalltag, auch zwischen den einzelnen Berufsgruppen, einen Überblick zu behalten, sowie einen reibungslosen Ablauf gewährleisten zu können, sind auf den Intensivstationen SOP's (Standard Operating Procedure) auch Standardarbeitsanweisungen genannt implementiert.

Die jeweiligen Arbeitsabläufe müssen in SOP's so detailliert wie· möglich beschrieben werden, sodass für den Anwender möglichst wenig Interpretationsspielraum offenbleibt. Durch die Einbringung von SOP's werden Arbeitsabläufe standarisiert und eine Wiederholung von Fehlerquellen vermieden. Jeder Mitarbeiter hat die Möglichkeh zu jedem Zeitprunkt, die für ihn relevanten Informationen abzurufen (vgl. Reichert 2017).

2.4 Antrittscheck

Nach Übernahme eines Patienten der Vorschicht erfolgt auf der Intensivstation ein Antrittscheck des Bettplatzes, um mögliche Fehlerquellen frühzeitig zu erkennen und Ei stellungen des Monitorings, der Zu- und Ableitungen und gegebenenfalls der Beatmung intensivieren und nach Bedarf korrigieren zu können. Neben der Kontrolle des Monitorings wie z.B. die Anpassung der Alarmgrenzen und die Optimierung der Beatmungsparameter wird auch der Patient selbst mit in den Antrittscheck einbezogen. Die Prüfung der Bewusstseinslage mit Kontrolle der Pupillen, der Auskultation der Lungen sowie das Erheben einer Schmerzanamnese geben einen Einblick in den Gesundheitszustand des Patienten.

Weitere Schwerpunkte sind:·

Kontrolle Monitoring
- Perfusoren und Infusomaten incl. Laufrate
- RR/Manschette/NIBP
- Pulsoxymetrie
- IBP- System mit Nullabgleich
- Kapnographie
- Hämofilter
- Wechselintervalle

Kontrolle Patient
- Atmung
- Lagekontrolle Tubus oder TK-Kanüle
- Haut mit Tasten der Fußpulse
- Temperatur
- Ausscheidung Stuhl, Urin, Schweiß
- Drainagen, Sonden, Verbände

Kontrolle Notfallzubehör und Pflegebedarf
- Ambubeutel
- Sauerstoffanschlüsse
- Funktionsfähigkeit Absauganlage
- Absaugkatether
- Pflegewagen im Zimmer (vgl. Jäger, o.J)

Der Antrittscheck ist in den dafür angelegten SOP's zu finden: Bei lückenloser Durchführung des Antrittschecks können mitunter das vitale Risiko eines Patienten und mögliche kritische Situationen im Schichtverlauf eingeschätzt werden.

2.5 Krankenbeobachtung

Unter Krankenbeobachtung versteht man das methodische Betrachten und Auswerten des körperlichen und seelischen Zustands von Patient*innen. Dazu zählen nicht nur die

Vitalfunktionen, sondern im Sinne einer ganzheitlichen Pflege die Aktivitäten des täglichen Lebens sowie das soziale Verhalten. Ziele der Krankenbeobachtung sind das möglichst frühe Erkennen von Komplikationen im Pflege- und Krankheitsverlauf, sowie die Überprüfung der Wirksamkeit der durchgeführten pflegerischen wie therapeutischen Maßnahmen. Voraussetzung ist das Fachwissen über Krankheitsbilder und deren Symptome, anatomische und physiologische Grundlagen, Untersuchungs- und Operationsmethoden sowie Grundlagen der Pharmakologie und der Medikamentenlehre (Konrad, o.J.).

Die Krankenbeobachtung umfasst ein großes Spektrum _und ist ein eigenes großes Themengebiet. Einige wichtige Kernbeobachtungen auf der Intensivstation sind die Beobachtung und die Interpretation der Vitalwerte wie z.B. die Herzfrequenz, der Herzrhythmus, die Atmung, der Blutdruck und die Körpertemperatur, aber auch die Wahrnehmung, die Sprache und die Körperhaltung geben Aufschluss über den aktuellen Gesundheitszustand des Pateinten (Konrad, o.J.).

Um eine mögliche kritische Situation in Bezug auf die Gefährdung des Lebens von Patient*innen erkennen zu können, ist eine ausgiebige Krankenbeobachtung essentiell und kann ein wichtiger Faktor bei der Ursachenfindung von Problemen des Erkrankten sein.

Ein beliebtes Beispiel dafür ist der Patient, der eine schwere Atmung beschreibt, über Brustschmerzen und Engegefühl klagt und dessen Haut blass und die Lippen livide verfärbt sind. Hinzu kommen Schweißperlen auf der Stirn, eine Schonhaltung und die ängstliche Äußerung von einer Schmerzausstrahlung in den linken Arm. Aus medizinisch pflegerischer Sicht kann diese Beobachtungen als akut definiert werden, da es sich sehr wahrscheinlich um ein kardiales Ereignis, vermutlich um einen Herzinfarkt handelt. Durch eine genaue Beobachtung können somit die entsprechend richtigen Maßnahmen ergriffen werden und verhindern weitere kritische Situationen mit womöglich schwerwiegenderen Folgen für den Patienten. In diesem Fall einen eventuellen Herz- Kreislauf- Stillstand.

2.6 Kritische intenslvmedizinische Krankheitsbilder

2.6.1 Schock und Schockformen

Der Schock beschreibt ein Missverhältnis zwischen Sauerstoffangebot und Sauerstoffbedarf in peripheren Geweben. Ursachen dafür sind Veränderungen des intravasalen Volumens, des Gefäßtonus und der Herzleistung. Der Schock hat primär Auswirkungen auf die Mikrozirkulation, die Organsysteme und die Blutgerinnung. Die zentralen Probleme des Schocks beziehen sich dabei auf die Zirkulation, bei der es zu einer Stase kommt, der Sauerstoffunterversorgung der Peripherie sowie • .einer Endothelschädigu,ng der Kapillarmembran (vgl. Schmidt 2020, S.lff).

Volumenmangelschock

Der hypovoläme Schock definiert sich durch eine Verminderung des intravasalen Blutvolumens, das zum einen mit erhöhten Flüssigkeitsverlusten durch z.B. Durchfälle, starkem Erbrechen oder Verbrennungen einhergeht. Eine weitere, durchaus gefährlichere Ursache sind Blutungen nach einem Trauma oder bei gastrointestinalen Verletzungen, die meist mit erheblichen Blutverlusten verbunden sind.

Die Haut der Patient*innen ist meistens faltig und die Schleimhäute sind ausgetrocknet (vgl. Thieme 2015, S. 256).

Um lebenswichtige Organfunktionen aufrecht zu erhalten und für ein ausreichendes Herzzeitvolumen zu sorgen, reagiert der Körper mit einer Bedarfstachykardie. Unter normalen Umständen kann eine kausale Therapie mit der Beseitigung der Blutungsquelle und der Substitution von Volumen ggf. Katecholaminen erfolgen (vgl. Schmidt 2020, S. 5).

Kardlogener Schock

Verminderte Pumpleistung des Herzmuskels ist die Hauptursache bei der kardiogenen Schockform. Häufige Auslöser sind direkte kardiale Ereignisse z.B. der Myokardinfarkt, Herzrhythmusstörungen oder akute Herzklappenvitien. Auch extrakardiale Ereignisse wie eine Lungenembolie oder ein Spannungspneumothorax können zur Schocksymptomatik führen (vgl. Schmidt 2020, S.6).

Der kardiogene Schock ist die häufigste Todesursache bei Infarktpatienten. Ihm liegt ein linksventrikuläres Pumpversagen zugrunde. Bei 5-10% aller Infarktpatienten endet ein Verschluss der Koronargefäße in einem kardiogenen Schock, dabei beträgt die Mortalität 50-80%. (vgl. Larsen 2016, S. 689)

Eine schwere anhaltende Hypotonie, ein erniedrigter Herzindex, blasse, kalte und schweißige Haut, sowie Agitiertheit gehören zu den klinischen Anzeichen des beginnenden kardiogenen Schocks. Um der drohenden Hypoxämie entgegen zu wirken werden die Patlent*innen mit Sauerstoff versorgt, reicht dies nicht aus ist die nichtinvasive Beatmung die erste Wahl. Draht eine respiratorische Insuffizienz mit einhergehender hämodynamischer Instabilität muss frühzeitig an die Intubation mit maschineller Beatmung gedacht werden. Um den Kreislauf, insbesondere den Blutdruck zu stabilisieren, sind Noradrenalin und Dobutamin Medikamente erster Wahl. Ziel dabei ist eine ausreichende Organperfusion, die mit einem mittleren arteriellen Blutdruck von 65-75 mmHg einhergeht (vgl. larsen 2016, S. 678).

Die Behandlung auf der Intensivstation ist beim kardiogenen Schock obligat. Durch die hohe Herzkreislaufbelastung mit teilweiße hämodynamischen Schwankungen bietet der kardiogene Schock viel Spielraum für kritische Situationen, die oftmals in einer kardiopulmonalen Reanimation enden.

Septischer Schock

Der septische Schock definiert sich als Unterform der Sepsis und lässt sich anhand von zwei Leitkriterien ausmachen. Bei anhaltender Hypotension, die eine Applikation von Vasopressoren erfordert, um den mittleren arteriellen Blutdruck konstant über 65mmHg zu halten und bei einem, trotz hoher Volumenzufuhr, Serumlaktatwert von über 2mmol/l. 40% aller Patient*innen im septischen Schock versterben (vgl. larsen 2016, S. 959).

Ursachen für eine septische Schocksymptomatik sind Inflammationen von Toxinen, die entzündliche Prozesse auslösen und Mediatoren im Körper freisetzten. Im weiteren Verlauf dilatieren die peripheren Gefäße, was mit einer Endothelschädigung einhergeht. Es kommt zu einem capillary leak mit Flüssigkeitsverschiebung ins Interstitium. In der hyperdynamen Frühphase Ist ein steigendes Herz- Zeit- Volumen zu verzeichnen, wogegen das HZV in der hypodynamen Spätphase aufgrund von Volumenverschiebungen sinkt. Daraus resultiert ein Volumenmangelschock, da sich ein Großteil des Intravasalen Volumens nicht mehr intravasal sondern interstitiell befindet. Um den Kreislauf stabilisieren zu können werden auch bei dieser Schockform Katecholamine eingesetzt, deren Wirkung mit einer Dauergabe von Kortison verstärkt werden können (Briegel-Schema). Des Weiteren ist es essentiell, den falls bekannten, Sepsisherd zu beseitigen und mit einer gezielten, oder bei unbekanntem Sepsisherd, mit einer breiten Antibiotikagabe zu beginnen. Eine gefürchtete Komplikation des septischen Schocks ist die disseminierte intravasale Coagulopathie (DIC), die sich in einer Imbalance zwischen Verbrauch und Neusynthese von Gerinnungsfaktoren und

Thrombozyten, bis hin zum totalen Zusammenbruch des hämostatischen Systems definiert (vgl. Schmidt 2020, S. 6ft).
Einhergehend mit einer genauen Krankenbeobachtung und einer frühen Diagnosesicherung, sowie der frühen Gabe von Antibiotika, lässt sich ein schwerer Verlauf mit kritisch vitaler Bedrohung minimieren.

Anaphylaktischer Schock
Die Anaphylaxie ist eine lebensbedrohliche, hypersensitive Sofortreaktion, die durch eine Antigen-Antikörp rreaktion mit Mediatorenfreisetzung ausgelöst wird (vgl. Schmidt 2020, S. 8).
Die Spannweite der Symptomatik reicht von leichten Symptomen wie Juckreiz, Flush oder Schleimhautreaktionen an der Nase oder den Konjunktiven, über bedrohliche Allgemeinreaktionen wie Bronchospasmus oder Bewusstseinsstörungen bis hin zum vitalen Organversagen mit Atem- und Herz-. Kreislauf- Stillstand. Die Sofortbehandlung besteht darin, die Zufuhr des auslösenden Antigens zu stoppen, z.B. Hypnotika oder Benzodiazepine. Des Weiteren werden Antihistaminika und Volumen substituiert, bei Bronchospasmus und Schocksymptomatik Beta- Sympatikomimetika und Adrenalin verabreicht. Eine ausreichende Sauerstoffzufuhr (Fio2 auf 100% in der Anästhesie) ist essentiell (vgl. Larsen 2016, S. 467).

Neurogener Schock
Diese Form des Schocks ist äußerst selten und sollte deshalb nur am Rande erwähnt werden. Beim neurogenen Schock sind funktionelle oder organische Mechanismen des zentralen Nervensystems gestört. Diese Störung äußert sich mit einem Kontrollverlust der Kreislaufregulation, bei der die Herzkontraktilität, der venöse Rückfluss des Blutes zum Herzen und das Herzzeitvolumen plötzlich abnehmen. Häufig tritt diese Form des Schocks bei Hirntrauma, Ischämie oder Blutungspatient*innen auf. Wichtig zu erwähnen ist, dass es nicht durch einen Volumenverlust zur Schocksymptomatik kommt, sondern es eine reine Störung des zentralen Nervensystems mit Umverteilung des zirkulierenden Bl.utvolumens ist (vgl. Larsen 2016, S. 967).

2.7 Notfälle

2.7.1 Reanimation
Die kardiopulmonale Reanimation ist ihrer Komplexität und in ihrer zeitlichen, materiellen und personellen aufwendigen Ressourcengebundenheit eine beispielhafte Situation für eine kritische Situation bei der Versorgung von Patient*innen auf der Intensivstation. Oftmals ist sie auch das Endprodukt, wenn kritische Situationen im Alltag auf einer Intensivstation aufgrund von unterschiedlichen Faktoren z.B. unzureichende Kommunikation, fehlende Beobachtung oder Falscheinschätzung der Situation durch fehlendes Fachwissen nicht ausreichend behandelt oder gar unentdeckt bleiben.

Ziel der Kardio Pulmonalen Reanimation ist ein ROSC (Return Of Spontaneous Circulation), also eine Wiederherstellung eines Spontankreislaufes (vgl. Larsen 2016, S. 635).

Erweiterte Reanfmatlonsmaßnahmen
- EKG Diagnose und Überwachung
- Defibrillation
- Intubation
- Venöser Zugang
- Medikamente & Infusion

Weitere Reanimationsmaßnahmen werden angewandt, wenn unmittelbar nach Beginn der Herzdruckmassage und der Beatmung, die Herzaktion nicht sofort wieder selbstständig in Gang kommt (vgl. Larsen 2016, S. 635}

EKG
Unmittelbar nach Beginn der Basisreanimationsmaßnahmen sollte an den Patient ein M<;>nitoring angeschlossen werden, damit.die Art des Herzstillstandes beurteilt werden kann. Zwischen folgenden Formen wird unterschieden:
- Kammerflimmern
- Asystolie
- Pulslose Elektrische Aktivität (elektromechanische Entkopplung)

Kammerflimmern
Im EKG ist Kammerflimmern als vollkommene unkoordinierte elektrische Aktivität erkennbar. Die beiden Herzkammern kontrahieren nicht mehr synchron, es erfolgt kein Blutauswurf der linken Herzkammer in den Körper, funktionell liegt ein Herz- Kreislauf-Stillstand vor (vgl. Larsen 2016, S. 636).

Asystolie
Die Asystolie zeichnet sich durch eine leicht wellenförmig verlaufende Grundlinie aus, bei er kein elektrisches Potential mehr vorhanden Ist. In den meisten Fällen ist die Ursache ein AV• Block. Liegt eine Asystolie vor ist die Erfolgsrate einer erfolgreichen Reanimation mit ROSC weniger als 5% (vgl. Larsen 2016, S. 636).

Pulslose Elektrische Aktivität
In den Fachliteraturen besteht die PEA aus einer elektrischen Aktivität des Herzens, jedoch ohne mechanische Tätigkeit und ohne Kontraktion. Auch eine Koronardurchblutung findet nicht statt.
Besteht die Entkopplung im Zusammenhang mit einer Herzerkrankung liegen die Erfolgschancen einer Reanimation unter 5%.

Intubation
Während einer kardiopulmonalen Reanimation ist die frühzeitige Intubation des Patienten obligat. Im besten Falle sollte die Intubation nur mit kurzer Unterbrechung der Thoraxkompression durchgeführt werden und mit einer Kapnographie die korrekte Lage des endotrachealen Tubus überprüft werden (vgl. Larsen 2016 S. 636).

Venöser Zugang
Um kreislauferhaltende Medikamente wie z.B. Adrenalin zu verabreichen ist ein venöser Zugang essentiell. Ist dies nicht möglich sollte für die Applikation der Medikamente ein intraossärer Zugang gelegt werden (vgl. Larsen 2016, S. 637).

Medikamente
Die wichtigsten Medikamente während zur Behandlung eines Herz- Kreislauf- Stillstandes sind:
-   Adrenalin
-   Amiodaron
-   Lidocain
-   Magnesium
-   Natriumbikarbonat

Noradrenalin, Vasopressin und Alupent sind während einer Reanimation nicht indiziert (vgl. Larsen 2016, S. 637).

Nachbesprechung/ uDebrlefing"
Da es sich bei der kardiopulmonalen Reanimation um eine höchst kritische Situation handelt, die sämtliche Fertigkeiten von pflegerischem und ärztlichen Personal abverlangt, sollte eine Nachbesprechung der Reanimation, wenn möglich mit allen beteiligten Personen, stattfinden. Ziel dieses Debriefings ist die ges mten Situation und die einzelnen Abläufe zu besprechen und Verbesserungen zukünftig in den Klinikalltag zu implementieren.
(o.A) https://www.klinikum-nuernberg.de

2.8 Transport eines beatmeten Patienten
Transporte kritisch kranker Patient*innen stellen eine erhebliche zusätzliche Gefährdung der kritischen Situationen dar. Vor jedem Transport ist daher der Nutzen der Maßnahme, welche den Transport bedingt, kritisch gegen die zusätzliche Gefährdung abzuwägen. Das Risiko einer Verschlechterung des Krankheitsverlaufes und Gefährdung des Patienten mit Erhöhung dessen Mortalität lässt sich durch sorgfältige Planung und genaue Durchführung des Transports minimieren. Den Behandlungsstandard der Intensivstation auch während des Transportes zu gewährleisten, sollte oberste Priorität sein.
Dazu sind vorherige Planungen nötig um personelle wie materielle Ressourcen vorzuhalten (o.A. www.divi.de).

Patient
Vor dem Transport sollte der Patient mit einer ausreichenden Anzahl an venösen Zugängen ausgestattet sein. Auf der Intensivstation ist dies bei einem intubierten Patienten in Form eines Zentralvenösen Zugangs gegeben. Vorhandene Atemwegszugänge sind insbesondere bei der Umlagerung des Patienten mechanisch zu sichern. Magensonden und Blasenkatheter sollten nicht abgeklemmt sondern auf Ablauf sein. Patient*innen mit ausgeprägter Schocksymptomatik sollten aufgrund ihrer vitalen Gefährdung erst nach hämodynamischer Stabilisierung transportiert werden. Bei beatmeten Patienten muss vor Beginn der Transportfahrt eine arterielle Blutgasanalyse erfolgen. Desweiteren ist es von Vorteil, dass beatmete Patient*innen ausreichend analgosediert sind, eine Vollrelaxierung sollte ebenfalls erwogen werden (o.A. www.divi.de)

Personal

Mindestens ein intensivmedlzinisch erfahrener Arzt sowie eine intensivmedizinische Pflegekraft sollten den Transport durchführen. Es muss zu jeder Zeit gewährleistet sein, dass etwaige Notfälle wie Herzrhythmusstörungen, Spannungspneumothorax oder akute respiratorische Verschlechterungen erkannt und behoben werden können. Ein Telefon sollte ebenfalls mitgeführt werden, wenn es nötig sein sollte Hilfe anzufordern (o.A. www.divi.de).

Material·

Die Gesamtdauer des Transportes inklusive der Dauer der am Transportziel durchzuführenden Prozeduren sowie die am Transportziel vorhandenen Bedingungen bestimmen die Menge der mitzuführenden Atemgase, der kontinuierlich zu verabreichenden Medikamente und des Stromverbrauchs (o.A. www.divi.de).

Monitoring

Für den Transport unerlässlich ist das intensivmedizinische Monitoring das mindestens die Überwachung der Herzfrequenz mit EKG, pulsoxymetrischer Sauerstoffsättigung und den arteriellen Blutdruck angeben kann. Zusätzlich ist bei beatmeten Pati_ent*innen eine Kapnometrie von Vorteil (o.A. www.divl.de).

Mitführende Geräte

Um die kontinuierliche Applikation von Medikamenten über Spritzenpumpen gewährleisten zu können, sollten diese netzunabhänglg und aufgeladen sein. Die am Respirator ausgewählten Einstellungen und Alarme sollten für den Transport übernommen werden. Idealerweiße sollten beatmete Patienten mit dem gleichen Respirator wie auf der Intensivstation beatmet werden. Um die Beatmungstherapie sicherzustellen ist es essentiell ausreichend Atemgas (Sauerstoff & Druckluft) mitzuführen (o.A. www.divi.de).

Notfallequipment

Für eine adäquate Notfallversorgung während des Transportes und am Transportziel sollte immer ein Notfallrucksack mit Materialien zu Atemwegssicherung und zur Kreislausstabilisierung mitgeführt werden.

2.9 CIRS

Das Critical Incident Reporting System ist unter anderem auch im Gesundheitswesen etabliert. Es ist ein Berichterstattungssystem in dem kritische Ereignisse (crtial incident) oder auch Beinahe- Fehler (near miss) sicher und anonym erfasst werden können (vgl. Messner 2020).
- Da mit Fehlern häufig ein Gefühl von Versagen und Schuld verbunden ist, bietet das CIRS die Anonymität als Grundlage der Dokumentation von kritischen Situationen (vgl. Larsen 2016, S.468).
Ziel dabei ist es umfassende systematische Analysen von kritischen Zwischenfällen zu erstellen, um die Qualität in der Versorgung von Patient*innen auf der Intensivstation zu verbessern. Der Grundgedanke ist, Fehler, die lm medizinischen und pflegerischen Alltag passieren, zukünftig zu vermeiden (vgl. Messner 2020).

3. Schlussteil

3.1 Schlussfolgerungen

Während dem Schreiben dieser Arbeit wurde mir bewusst, wie häufig meine Kollegen und Ich uns in kritischen Situationen bei der Patientenversorgung befinden. Oftmals ist uns die kritische Situation nicht bewusst und es findet keine Reflektion statt, die in Zukunft zu einem sicheren und routinierteren Arbeiten hätte führen können.

Die baulichen Strukturen eine Intensivstation lassen sich, in Bezug auf das tägliche Arbeiten auf der Intensivstation, nicht verändern. Mir wurde bewusst, dass ich darauf keinen Einfluss habe und ich die Ressourcen, die sich Mir in meiner Klinik bieten nutzen muss. Es sei nochmal erwähnt, dass eine geschlossene Bauform zur erheblichen Stressreduktion aufgrund von weniger Lärm und längeren Ruhephasen, gerade in der Nacht, beiträgt.

Desweitern ist für eine professionelle und sichere Versorgung·von Patient*innen und die Wiedererlangung derer Gesundheit ein quantitatives als auch in der qualität hohes Maß an Fachpersonal essentiell. Die Vermeidung von kritischen Zwischenfällen würde sich bei Steigerung der beiden Parameter wissenschaftlich nachgewiesen deutlich verringern. Mit zunehmender Vertiefung in diese Arbeit wurde mir unlängst deutlich, dass der Bereich Fachpersonal und die Schichtbesetzung auf der Intensivstation teilweise erhebliche Lücken aufweist Die aktuell pandemische Lage verdeutlicht diese Thematik noch einmal mehr.

In den mir bekannten Kliniken und was sich aus meinen Recherchen ergeben hat ist, dass sich SOP's an so gut wie allen Kliniken etabliert haben. Dies empfinde ich als enorm wichtig, da sich mit eindeutigen standardisierten Anweisungen die Fehlerquote senken lässt und somit für Patient*innen und Personal weniger unnötige Zwischenfälle auftreten.

Den Anrittscheck vor bzw. nach Übernahme eines Patienten generiert eine einwandfreie Funktion der vorhandenen Gerätschaften und gibt bei korrekter Durchführung Aufschluss über den aktuellen Gesundheitszustand des Patienten. Während eines Antrittschecks nutzt eine Pflegekraft bereits die Methodik der Krankenbeobachtung. Dies läuft in Vielzahl der Fälle unterbewusst ab.
Durch eine aufmerksame Krankenbeobachtung lässt sich eine Vielzahl an Symptomen und/oder Unstimmigkeiten erkennen. Werden diese Erkenntnisse mit dem vorhandenen Fachwissen verknüpft, ist eine kritische Situation oftmals abzusehen und die Pflegekraft kann adäquat und professionell darauf reagieren. Unvorhergesehene, ernsthafte, kritische Situationen lassen sich bei einem korrekt durchgeführten Antrittscheck ruhig und sachlich bewältigen, da die benötigten Dinge wie z.B. Ambubeutel oder Absaugung vorhanden und gewissenhaft geprüft sind.

Kurze Nachbesprechungen nach einer Reanimation über den Ablauf und welche Verbesserungen es bei nächsten Mal geben sollte halte Ich persönlich für sehr wichtig. Aus eigener Erfahrung weiß ich, dass es bei einer Reanimation immer Potential zu Verbesserungen gibt, sei es bei der Kommunikation oder der Struktur des Reanimationsablaufes.• Die Nachbesprechung stärkt das WIR-Gefühl im Team, aber auch Kritik sollte wertungsfrei formuliert und vom Empfänger selbstkritisch angenommen und hinterfragt werden.

Kritische Situationen lassen sich im Alltag auf der Intensivstation nicht vermeiden, aber sie können d.urch, die von mir für wichtig erachteten Methoden, minimiert werden. Kommt es doch zu einem kritischen Vorfall, kann dies im CIRS beschrieben und zur zukünftigen QuaHtätsverbesserung freigegeben werden.

3.2 Reflexion

Rückblickend betrachtet hatte ich während dem Verfassen dieser Facharbeit Höhen und Tiefen. Durch das bewusst gewählte Thema habe ich im Verlauf des Schreibens gemerkt, dass zur optimalen Patientenversorgung und zur Minimierung von Vorfällen, gerade was die personellen und baulichen Gegebenheiten betrifft, noch „Luft nach oben" ist. Dennoch habe ich durch die teilweiße intensive Recherche Erkenntnis gewonnen, welche Fehler und Unachtsamkeiten mir selbst im Pflegealltag unterlaufen und wie ich diese nun erkennen und beheben kann. Den Antrittscheck in jeder Situation, auch bei nicht kritisch kranken Patienten stets mit Sorgfalt zu erledigen, um so das Risiko für ein kritisches Ereignis zu senken, habe ich verinnerlicht.

Durch das Aufzeigen von intensivmedizinischen Krankheitsbildern wie dem Schock und seinen Formen waren für mich eine gute Wiederholung für mein bevorstehendes Examen zum Fachpfleger für Anästhesie und Intensivmedizin. Mein beschriebenes Ziel, dass ich mit dieser Facharbeit Methoden und Präventionen zur Vermeidung von kritischen Situationen bei der Versorgung von Patient*innen auf der Intensivstation aufzeigen werde, habe ich nach meinen Vorstellungen erreicht.

4. Literaturverzeichnis

Jäger, U., (o.J) Intensivstation I c Antrittscheck Dok.- Nr. 36587 Ortenau Klinikum Lahr-Ettenheim

Jorch, G. et. al. (2010) Empfehlung zur Struktur und Ausstattung von Intensivstationen

Larsen, R., (20i6) Anästhesie und Intensivmedizin für die Fachpflege 9. Auflage

Schmidt, K., (2020) Der Schock. Unveröffentlichtes Unterrichtsskript der Fachweiterbildung Intensivpflege und Anästhesie

Thieme, G., (2015) 1care Krankheitslehre

Bundesgesundheitsministerium
https:ljwww.bundesgesundheitsministerium.de/personaluntergrenzen.html (Abruf 23.04.2021)

DIVI Empfehlung zum innerklinischen Transport kritisch kranker, erwachsener Patiente . Allgemein 2004 Empfehlungen zu IST 6.12. https:ljwww.divi.de/images/Dokumente/04-intensivtransport-empfehlung-innerklinischer-transport.pdf (Abruf 29.04.2021)

Haut, C.,(2019) Intensivstation - Funktion, Aufbau und Behandlungen
https://www.paradisi.de/gesundheit/medizinische-praxis/intensivstation/#Fachpersonal.3A Wer arbeitet auf einer Intensivstation.3F (Abruf 23.04.2021)

Isfort et al.(2012), Pflege-ihermometer
https://www.dip.de/fileadmin/data/pdf/projekte/Pflege Thermometer 2012.pdf (Abruf 23.04.2021)

Klinikum für Notfall- und Internistische Intensivmedizin Nürnberg
https://www.klinlkum-nuernberg.de/DE/ueber uns/Fachabteilungen KN/kliniken/medizln3/fachinformationen/notfall-intensivmedizin/AZ Ordner versteckt/2013 Debriefing nach Reanlmation.pdf (Abruf **29.04.2021)**

Konrad, R., (o.J.) Institut für Deutsche Gebärdensprache und Kommunikation Gehörloser der Universität Hamburg
https:ll ww.sign-lang.uni-hamburg.de/glex/konzepte/l7761.html (Abruf 28.04.2021)

Larsen, R., (1987) Anästhesie und Intensivmedizin für Schwestern und Pfleger© Springer-Verlag Berlin Heidelberg 1987 https://link.springer.com/chapter/10.1007%2F978-3-662-21608-8 36

(Abruf 23.04.2021)

Messner, P., (2020) DocCheck Flexikon Suchbegriff CIRS
https://flexikon.doccheck.com/de/CIRS (Abruf 30.04.2021)

Nierhaus, A., de Heer G., Kluge S., (2014) Konzept einer Klinik für Intensivmedizin
https://Jlink.springer.com/article/10.1007/s00063-013-0345-9 (Abruf 23.04.2021)

Reichert, P., (2017) Fachwissen, Neues im QM-Lexikon/ 20. März 2017 /
Dokumentenlenkung, ISO 17025, Labor, QM-Lexikon, SOP, Standard Operating Procedure,
Zertifizierung
https://lwww.roxtra.com/blog/was-ist-eine-sop/ (Abruf 24.04.2021)

Ullrich, I., Stolecki D., Grünewald M., (2005), S.13 Thiemes Intensivpflege und Anästhesie
https://www.google.de/books/edition/Thiemes_Intensivpflege_und_An%C3%A4sthesie_1/D
6xU-
KlkllC?hl=de&gbpv=l&dg=aufbau+einer+intensivstation&pg=PA13&printsec=frontcover
(Abruf 24.04. 2021)

5. Abbildungsverzeichnis

Abb. 1.
Roessler, M. (o.J.) Zentrum Anaesthesiologie, Rettungs- und Intensivmedizin
http://www.rettungsmedizin-fortbildung.de/downloads/Vortraege/pdf/Ak_St_der_Re.pdf
{Abgefragt am 30.04.2021)

Abb. 2.
ZOLL Medical Corporation (2015) https://www.zoll.com/de/aktuelles/poster
(Abgefragt am 29.04.2021)

*Anmerkung der Redaktion: Die Abbildungen wurden aus
urheberrechtlichen Gründen entfernt.*